El final de las noches de insomnio

(La guida completa all'insonnia)

Di

JASSICA ROW

SOMMARIO

INTRODUZIONE

Una categoria di problemi di sonno è chiamata insonnia. Un sonno superiore è fondamentale per la salute e la felicità. Trascurare di dormire a sufficienza in modo coerente può avere gravi conseguenze per il proprio benessere psicofisico e la qualità generale della vita.

I tre componenti essenziali di una buona salute sono una dieta equilibrata, un esercizio fisico frequente e un sonno riposante. Molti di noi si rivolgono a sonniferi farmaceutici quando non riusciamo ad acquisire quel sonno, mettendo a repentaglio la nostra salute.

Circa un terzo di tutti gli individui soffre di insonnia almeno lieve. Solo il 6-10% di tutte le persone ha un disturbo del sonno che soddisfa i criteri diagnostici

.

I segni ei sintomi dell'insonnia

I seguenti sono alcuni dei segni più comuni di insonnia:

- Essere svegliati troppo presto e non riuscire a riaddormentarsi
- Stare svegli per lunghi periodi della notte, ansiosi di non riuscire a dormire
- Casi ripetuti di sonno irrequieto e non ristoratore
- Difficoltà ad addormentarsi una volta a letto

Pertanto, potresti iniziare a sperimentare altri sintomi legati alla privazione del sonno, come ad esempio:

- Fatica
- Sbalzi d'umore, impazienza, ecc.
- Problemi di memoria o difficoltà di concentrazione
- Studia le manifestazioni fisiche dell'insonnia per comprenderne meglio l'impatto.

I DISTURBI DELL'INSONNO

L'insonnia è classificata in diversi modi dai professionisti del settore medico, ognuno riflette le sue caratteristiche uniche.

Insonnia acuta

L'insonnia acuta è definita come un'incapacità temporanea di dormire che dura per poco più di qualche settimana.

Insonnia cronica

Per avere l'insonnia cronica, il sonno viene interrotto costantemente per almeno tre notti a settimana per un minimo di tre mesi.

L'incapacità di addormentarsi improvvisamente è indicata come insonnia ad insorgenza. Il consumo di caffeina, problemi di salute mentale e altri comuni fattori scatenanti dell'insonnia sono possibili cause, ma anche altri disturbi del sonno possono causare difficoltà ad addormentarsi o rimanere addormentati.

Insonnia da mantenimento

L'insonnia che persiste dopo essersi addormentati, o l'uscita cronica dal sonno troppo presto al mattino, è nota come insonnia da mantenimento. Questa forma di insonnia può essere collegata a problemi fisici e psicologici, ma preoccuparsi di non dormire a sufficienza da svegli peggiora le cose.

Insonnia comportamentale infantile

L'insonnia comportamentale infantile è una persistente difficoltà ad addormentarsi, resistenza prima di coricarsi o entrambi. Tecniche auto-calmante e una routine costante prima di coricarsi possono aiutare i bambini con questa condizione a dormire meglio.

Esistono altri due tipi di insonnia: idiopatica (primaria) e comorbida (secondaria).

Non è noto alcun legame tra l'insonnia primaria e le condizioni mediche o psicologiche sottostanti. Al contrario, l'insonnia secondaria è associata a problemi più fondamentali, come:

la malattia che persiste per un lungo periodo

problemi con la propria salute mentale, come depressione o ansia

COSA COMPORTA L'INSONNIA

Le cause alla base dell'insonnia sono spesso legate alla forma specifica di insonnia che si sperimenta.

Esempi di potenziali cause di insonnia acuta includono:

> fatica
> tutto ciò che turba o traumatizza
> adattamenti all'ambiente in cui si dorme, come trasferirsi in una nuova casa o condividere un letto per la prima volta.
> Distress dovuto a una condizione fisica

L'insonnia cronica è rara. Tuttavia, può anche essere causato da:

Disturbi che causano continui disagi, come artrite o mal di schiena

Pensieri ed emozioni disordinate Ansia, tristezza e abuso di sostanze sono tutti esempi di problemi di salute mentale.

Anomalie del sonno come l'apnea ostruttiva del sonno

Problemi di salute come diabete, cancro, GERD o malattie cardiovascolari

Variabili che influenzano lo sviluppo dell'insonnia

Chiunque, di qualsiasi età o sesso, può soffrire di insonnia, sebbene i seguenti gruppi abbiano maggiori probabilità di essere colpiti:

- o ultime fasi dell'età adulta
- o prima, durante e dopo il cambio di vita chiamiamo menopausa
- o Alcune delle cose che potrebbero metterti a rischio di insonnia sono:
- o alti livelli di stress causati da cose come problemi della vita, problemi di denaro o preoccupazioni per i propri cari
- o spostarsi tra i fusi orari
- o uno stato di inattività
- o il lavoro a turni o orari di lavoro irregolari potrebbero portare a orari di sonno e veglia irregolari.

- fare i pisolini
- assumere molte bevande contenenti caffeina
- Droghe e sigarette
- Avere difficoltà a rilassarsi prima di andare a letto
- Scopri di più sui potenziali fattori scatenanti e sui fattori di rischio dell'insonnia.

INSONNO DURANTE LA GRAVIDANZA

Le donne incinte hanno spesso problemi a dormire, in particolare nel primo e nel terzo trimestre.

Esistono diverse potenziali cause della tua insonnia, alcune delle quali sono:

Sbalzi ormonali, nausea e un desiderio urgente di andare in bagno sono solo alcuni dei sintomi fisici di questa transizione.

apprensione e preoccupazione per la montagna di nuovi compiti che dovrai affrontare come genitore

disagio, inclusi crampi e dolori alla schiena

È una buona notizia perché l'insonnia durante la gravidanza di solito scompare dopo il parto e non danneggia il bambino. Tuttavia, è fondamentale per la tua salute ricevere un sonno adeguato.

Modificare la routine nei seguenti modi può aiutare ad alleviare l'insonnia correlata alla gravidanza:

- o Partecipare ad attività fisica frequente
- o mantenere un peso sano mangiando correttamente
- o Mantenere l'idratazione
- o mantenendo una normale routine prima di coricarsi
- o L'uso quotidiano di tecniche di rilassamento può raggiungere calma e serenità.
- o Rilassarsi in una vasca idromassaggio prima di entrare

È essenziale consultare il medico prima di iniziare qualsiasi nuovo trattamento o attività durante la gravidanza, inclusi nuovi farmaci o integratori.

INSONNO NEGLI ANZIANI

Nel 2019, fino al 75% delle persone anziane ha sperimentato una qualche forma di insonnia.

L'insonnia negli anziani ha molteplici cause e può avere un effetto domino, tra cui le seguenti:

I cambiamenti nei ritmi circadiani che regolano il ciclo sonno-veglia quando si invecchia possono rendere più difficile addormentarsi e mantenerlo.

L'insonnia è comune tra i pensionati poiché spesso mancano di un programma diurno regolare e di opportunità di impegno sociale.

Solitudine, tristezza e disturbi del sonno sono tutti legati alla mancanza di connessione umana; evitarli è essenziale.

Le interruzioni del sonno possono anche essere causate da problemi di salute legati all'età, incluso il dolore persistente.

La mancanza di sonno durante la notte potrebbe farti sentire assonnato e stanco durante il giorno. Per questo motivo, potresti avere voglia di fare un pisolino. È risaputo che fare un pisolino può farti sentire più vigile durante il giorno, il che può ritardare la sonnolenza prima di coricarsi.

Parlare con un terapeuta o un medico della tua insonnia può aiutarti a esplorare più scelte terapeutiche.

ANSIA E INSONNO

Ti sei mai preoccupato da sveglio per qualcosa che era al di fuori del tuo controllo? L'ansia e l'insonnia spesso si verificano insieme e la relazione va in entrambe le direzioni.

La mancanza di sollievo dall'ansia e dal terrore cronici può rendere difficile addormentarsi. Tuttavia, se soffri di insonnia cronica, potresti preoccuparti di non dormire a sufficienza e avere un momento più difficile per controllare i sentimenti negativi durante il giorno.

Puoi iniziare ad affrontare tutti i tuoi sintomi con l'aiuto di un esperto di salute mentale, indipendentemente dal fatto che tu abbia un disturbo d'ansia o un'ansia temporanea dovuta a uno specifico fattore di stress come un ambiente di lavoro difficile o un disaccordo nella tua relazione.

Terapia cognitivo comportamentale (CBT)

La CBT può aiutarti a gestire l'insonnia e l'ansia se i due sono correlati.

L'ansia più lieve può anche essere gestita da sola:

- Mangiare più cibi giusti può aiutarti a sentirti meno ansioso.
- Svolgere una qualche forma di attività fisica ogni giorno
- Incorpora metodi di rilassamento nella tua normale cura di te stesso
- Trascorrere del tempo facendo cose che ti piacciono
- Scopri altre tecniche per gestire la preoccupazione.
- Debolezza e malinconia causano insonnia.

Ci sono prove crescenti che collegano la depressione con l'insonnia:

È stato riscontrato che un sonno inadeguato era associato a un rischio considerevolmente aumentato di depressione, specialmente durante le situazioni stressanti. L'insonnia, o difficoltà ad addormentarsi oa rimanere addormentati, è un sintomo comune della depressione.

Fortunatamente, indipendentemente dal fatto che il disturbo si presenti per primo, tristezza e insonnia spesso rispondono bene alla stessa terapia.

Le terapie più utilizzate sono:

- o Trattamenti, come la terapia cognitivo comportamentale
- o Antidepressivi
- o Modifiche al proprio stile di vita, come rimanere più chiusi, allenarsi regolarmente e praticare la meditazione
- o Studia la correlazione tra insonnia e malinconia per saperne di più.

Il processo di diagnosi

Le domande tipiche che un medico porrà mentre decide se diagnosticare o meno l'insonnia includono:

- condizioni preesistenti in termini di salute
- segni di disagio nella tua salute fisica o mentale causati da preoccupazioni private o pubbliche, sei sotto stress.
- Descrizione della tua cronologia del sonno, incluso da quanto tempo hai l'insonnia e quanto ha influenzato la tua vita quotidiana.

Forniti questi dati, saranno in grado di diagnosticare e trattare meglio i tuoi problemi di sonno. Inoltre, potrebbero richiedere di tenere un diario del sonno per 2-4 settimane, documentando quanto segue:

- Voglio sapere quando vai a letto.
- quanto tempo ci metti di solito ad addormentarti
- episodi di risvegli notturni che si verificano ripetutamente
- quando ti alzi di solito dal letto?

Il tuo team sanitario può comprendere meglio le tue abitudini del sonno se conservi un registro del sonno scritto o basato su app.

Inoltre, possono organizzare procedure diagnostiche come esami del sangue per escludere eventuali problemi di salute sottostanti che potrebbero impedirti di riposare adeguatamente. Il medico può suggerire uno studio del sonno se pensa che tu abbia un problema di sonno come l'apnea ostruttiva del sonno.

STUDIO DEL SONNO

Uno studio del sonno può essere unito in due modi:

passare la notte in una clinica del sonno

a casa, nel tuo letto

Gli elettrodi saranno attaccati al tuo corpo in vari punti, inclusa la testa, per entrambi i tipi di studi sul sonno. Le onde cerebrali registrate dagli elettrodi possono essere utilizzate per classificare diversi tipi di sonno e per monitorare i movimenti mentre dormi.

Il medico può utilizzare i dati neuroelettrici e fisiologici dello studio del sonno per diagnosticare meglio i disturbi del sonno.

Se hai riscontrato entrambi, un medico potrebbe diagnosticarti l'insonnia.

1. Avere difficoltà a dormire almeno tre sere a settimana per almeno tre mesi

2. Il sonno disturbato interferisce in modo significativo con il funzionamento quotidiano.

Scopri quali specialità di professionisti medici sono qualificati per diagnosticare l'insonnia.

TRATTAMENTO DELL'INSONNIA

L'insonnia può essere trattata con psicoterapia, prodotti farmaceutici, integratori alimentari o altri metodi.

Trattamento dell'insonnia basato sulla teoria cognitivo comportamentale (CBT)

La CBT è il trattamento di scelta per le persone con insonnia cronica, secondo l'American College of Physicians (ACP). CBT-I, un sottoinsieme di CBT sviluppato da specialisti, è specificamente progettato per affrontare l'insonnia.

La terapia, online o faccia a faccia, può aiutarti a insegnarti come affrontare l'insonnia insegnandoti metodi come:

Comando dello stimolo. Con questo metodo impari a ridurre il tempo trascorso a letto, cercando di addormentarti, impegnandoti in un'attività tranquilla e piacevole fino a quando non annuisci.

Meno tempo che passi a dormire. Questo metodo riduce il tempo che trascorri a letto all'inizio e poi lo aumenta gradualmente, il che ha dimostrato di migliorare sia la quantità che la qualità del tuo sonno.

L'uso di illuminazione intensa per scopi terapeutici. Indipendentemente dal fatto che tu abbia problemi ad addormentarti o a rimanere addormentato, questa strategia richiede l'esposizione a una luce intensa al mattino o alla sera.

Il tuo terapeuta può anche consigliarti alcune strategie di rilassamento e buone abitudini igieniche del sonno per aiutarti ad affrontare i modelli che ti impediscono di ottenere un sonno abbastanza riposante.

In alcuni casi, potrebbero consigliarti di astenerti dal fare cose come:

- consumo di caffeina poco prima di coricarsi

- consumare molto cibo, soprattutto prima di coricarsi, può causare disturbi gastrointestinali.
- sforzarsi strenuamente prima di andare a letto
- nient'altro che dormire e avere rapporti sessuali nel tuo letto

I problemi di salute mentale sottostanti che contribuiscono o esacerbano la tua insonnia possono anche essere identificati con l'aiuto di un terapeuta. La riduzione dell'insonnia può essere notevolmente aiutata affrontando queste cause e condizioni.

Prodotti farmaceutici e dietetici

I farmaci per l'insonnia prescritti dal medico possono includere:

- eszopiclone (Lunesta)
- zolpidem (ambiente)
- triazolam (Halcion)
- Integratori e ausili per il sonno disponibili da banco (OTC), come la melatonina, possono anche aiutare con l'insonnia.

Ci sono alcune prove che l'assunzione di integratori di melatonina può aiutarti ad addormentarti un po' più velocemente di quanto faresti se facessi affidamento sulla produzione naturale di ormoni del tuo corpo durante il ciclo del sonno.

Tuttavia, ci sono ancora prove contrastanti sull'efficacia della melatonina come rimedio per l'insonnia. Inoltre, mentre la melatonina è in genere sicura per l'uso a breve termine, i medici stanno ancora discutendo se sia sicura o meno per un uso a lungo termine.

Prima di provare da solo la melatonina o qualsiasi altro aiuto per dormire, è una buona idea parlare con un medico. I farmaci da prescrizione e da banco possono interagire o essere influenzati negativamente da questi medicinali.

Non assumere mai farmaci o integratori durante la gravidanza senza consultare il proprio medico.

Inoltre, ci sono altri metodi.

Il trattamento dell'insonnia comporta spesso una combinazione di aggiustamenti dello stile di vita e rimedi casalinghi.

Potresti provare uno dei seguenti suggerimenti:

Gli ipnotici si trovano in natura .

Latte caldo, tisane e valeriana sono buone opzioni prima di coricarsi. Anche la lavanda e altri aromi calmanti possono avere benefici per la salute.

Meditazione.

Questo metodo aiuta a portare la propria attenzione al qui e ora calmando anche la mente. Fa molto di più che rendere più semplice addormentarsi e migliorare la qualità del tuo sonno. E poiché tensione, preoccupazione e dolore sono tutti potenziali fattori che contribuiscono all'insonnia, anche i suoi effetti su queste aree sono ben accetti. Ci sono diverse utili applicazioni di meditazione disponibili per i principianti.

AGOPUNTURA

Aghi sottili vengono impiantati in punti di pressione su tutto il corpo in questo trattamento di medicina tradizionale cinese, che molte persone trovano utile per alleviare l'insonnia.

In che modo l'insonnia e il sonno limitato influiscono sulla tua salute?

I Centers for Disease Control (CDC) raccomandano alle persone di dormire almeno 7 ore a notte. Ma in tutta la nazione, circa un terzo delle persone soffre di insonnia e si sveglia a letto con un orologio da tavolo. Tra il 10% e il 15% degli adulti soffre di insonnia cronica e all'incirca la stessa percentuale riferisce di insonnia ad un certo punto durante l'anno.

Meno di 7 ore di sonno ogni notte è considerato un sonno breve dal CDC e aumenta il rischio di alcuni problemi di salute cronici. Questo comprende:

dolore al petto

malattia cardiovascolare

Ictus

Asma

BPCO

Cancro

Artrite

Depressione

malattia renale a lungo termine

Diabete

Inoltre, le persone con problemi di sonno hanno maggiori probabilità di provare tristezza, incidenti o addirittura assenze eccessive dal lavoro o dalla scuola.

Alcune condizioni mediche aumentano la possibilità di contrarre disturbi del sonno come l'insonnia. Obesità, inattività e fumo sono solo alcuni di questi. Prendersi cura di questi problemi riduce le possibilità di insonnia, apnea notturna e altri disturbi del sonno.

Medicina del sonno tradizionale

La maggior parte delle persone con insonnia e poco sonno cerca una cura nell'armadietto dei medicinali. Ciò può fornire una tregua a breve termine, ma i farmaci da banco e la cura dell'insonnia scarabocchiati su una lavagna accanto a uno stetoscopio sono trattamenti inefficaci a lungo termine.

Numerosi ausili per dormire hanno effetti collaterali negativi e creano spesso dipendenza. Anche i rimedi naturali, come le compresse di melatonina, possono interferire con i ritmi del sonno. I sonniferi impediscono al tuo corpo di addormentarsi e rimanere addormentato in modo naturale fino a quando non puoi più farlo senza una spinta chimica.

La stragrande maggioranza delle malattie, compresi i disturbi del sonno, può essere trattata in modo sicuro ed efficace utilizzando i tradizionali rimedi orientali.

Non hanno effetti collaterali negativi e non aumentano il rischio di diventare dipendenti, anche se puoi rimanere "agganciato" a quanto ti senti meglio dopo la terapia.

Che cosa è coinvolto in un trattamento di agopuntura?

Un agopuntore considera la salute generale del paziente in base a diversi fattori per identificare potenziali ragioni per i disturbi del sonno di un paziente.

I fattori primari

sono sangue, equilibrio yin-yang, squilibri dei meridiani, stato emotivo e presenza di malattia. Noi di Accurate Acupuncture ti intervistiamo in modo approfondito per conoscere i tuoi problemi particolari. Nello stabilire i bisogni terapeutici, utilizziamo anche metodi di osservazione e diagnostici.

Due meridiani costituzionali dell'agopuntura influenzano il sonno. Il primo si concentra sul controllo dei tuoi ritmi circadiani o sui periodi in cui sei sveglio e dormi. Il secondo riguarda sia la profondità che la qualità del sonno. Questi meridiani si coordinano per produrre cicli affidabili di sonno di alta qualità quando sono in equilibrio. L'equilibrio tra le energie del giorno e della notte è indicato come yin-yang.

Dopo aver trovato l'equilibrio, se i problemi di sonno persistono, è il momento di prendere in considerazione trattamenti mirati alla radice della tua condizione di sonno. Potremmo anche affrontare eventuali problemi di sonno particolari, come russare, apnea notturna, sindrome delle gambe senza riposo e insonnia.

Gli agopuntori praticano anche la medicina olistica, quindi se i tuoi comportamenti attuali possono causare problemi di sonno, probabilmente lavoreremo con te per apportare alcune modifiche allo stile di vita. Perdita di peso e smettere di fumare sono argomenti tipici. In genere, questa combinazione di terapie è sufficiente per promuovere un recupero duraturo e un sonno ristoratore. Inoltre, puoi prevedere una salute prolungata del sonno se continui a evitare le cose che inizialmente hanno interrotto il tuo sonno.

A seconda di quanto tempo hai avuto la tua condizione di sonno, potresti aver bisogno di diversi trattamenti di agopuntura. Per i disturbi del sonno cronici, questo è solitamente il caso.

Tuttavia, ci sono ricerche che supportano l'efficacia dell'agopuntura:

Nel 2004, gli scienziati hanno studiato gli effetti dell'agopuntura sulla sintesi della melatonina e sulla durata complessiva del sonno. Il loro studio ha rivelato che i pazienti con agopuntura avevano un inizio del sonno più rapido, meno interruzioni del sonno e livelli di stress più bassi. I ricercatori hanno concluso che l'agopuntura potrebbe aiutare le persone che lottano con ansia e insonnia.

In uno studio del 2001, i ricercatori hanno scoperto che cinque settimane di trattamenti di agopuntura miglioravano la qualità del sonno nei pazienti affetti da HIV inclini a disturbi del sonno.

Alcuni consigli per parlare con un agopuntore

Ottieni i migliori risultati dal tuo trattamento di agopuntura quando aderisci ad alcune regole fondamentali, proprio come qualsiasi altra cosa nella vita.

Inizia individuando un agopuntore autorizzato e certificato che sia esperto e affidabile. Consulta il tuo medico, chiedi l'aiuto di amici o mettiti in contatto con una scuola di agopuntura nelle vicinanze.

Assicurati di sentirti a tuo agio con il fornitore di servizi che hai scelto una volta che hai fatto la tua ricerca. Più ti senti a tuo agio, più le terapie aiutano.

Infine, anticipare che saranno necessarie numerose sessioni di terapia per un miglioramento evidente e duraturo. Capisco che avere difficoltà a dormire e aspettare un trattamento possa essere irritante, ma l'agopuntura di solito non migliora rapidamente, specialmente per le condizioni croniche. Prima di decidere che il metodo non fa per te, consideralo e passa attraverso alcune sessioni di terapia.

OLI AROMATICI

Gli oli essenziali sono liquidi vegetali concentrati profumati utilizzati in aromaterapia.

L'inalazione o il massaggio di questi oli nella pelle è comune tra coloro che cercano sollievo da vari problemi medici. Aromaterapia è il termine utilizzato per questo metodo di trattamento.

Nel 2015, i ricercatori hanno esaminato 12 studi e hanno trovato prove che l'aromaterapia potrebbe aiutare le persone a dormire meglio.

Iniziare con l'olio essenziale corretto è necessario se si desidera che l'aromaterapia funzioni. Alcuni oli essenziali che possono aiutare a dormire bene la notte includono:

camomilla romana

Lavanda

Sandalo

Neroli, o Arancio Amaro

È stato riscontrato che sia gli oli essenziali di lavanda che di menta piperita migliorano la qualità del sonno per i pazienti cardiopatici.

Se utilizzati correttamente, gli oli essenziali raramente, se non mai, causano reazioni avverse. Gli oli essenziali sono considerati GRAS (generalmente riconosciuti sicuri) dalla Food and Drug Administration (FDA).

Scopri come utilizzare correttamente gli oli.

Potenziali effetti collaterali dell'insonnia

Se non riesci a chiudere gli occhi a sufficienza, il tuo cervello non può ripararsi ed eseguire altre attività di manutenzione vitali. Ecco perché non chiudere gli occhi a sufficienza può darti una sensazione di confusione e rendere difficile la concentrazione.

L'impatto a lungo termine dell'insonnia sulla salute può essere piuttosto dannoso.

Ridurre il tempo di sonno può aumentare il rischio di problemi di salute specifici.

- o ansia
- o depressione
- o ictus
- o sintomi di asma
- o convulsioni
- o compromissione del sistema immunitario
- o obesità
- o diabete
- o pressione sanguigna eccessivamente alta
- o Malattie del cuore

Le seguenti sono alcune altre cose che l'insonnia può causare:

Aumentare la possibilità di commettere errori sul lavoro o di farsi male durante la guida o l'utilizzo di macchinari.

influenzare il tuo rendimento in classe o sul lavoro

smorza il tuo ardore sessuale

richiamo dell'effetto

rendere più difficile mantenere il
controllo emotivo

MANTENERE UN PROGRAMMA DI SONNO SANO

Prevenire l'insonnia non è sempre possibile, ma queste strategie possono aiutarti a chiudere gli occhi quando ne hai bisogno:

> ➢ Anche nel fine settimana, cerca di rispettare un programma simile per dormire e svegliarti.
> ➢ Sviluppa una routine prima di andare a letto che ti lenisca e ti prepari per dormire.
> ➢ Prendi tè e caffè nel pomeriggio.
> ➢ Abbassa le luci e metti via i gadget un'ora circa prima di notte.
> ➢ Cerca di trascorrere del tempo fuori al sole e fai attività fisica tutti i giorni, o almeno settimanalmente.
> ➢ Se scopri che fare un pisolino durante il giorno ti fa venire sonno in seguito, probabilmente dovresti evitare di farlo.

> Cerca un aiuto professionale non appena manifesti i sintomi di una malattia mentale, come ansia o tristezza.

L'incapacità di dormire è molto più di un piccolo disagio. È una condizione del sonno che è stata collegata a effetti negativi sulla salute sia psicologica che fisiologica.

Contatta immediatamente un medico se sospetti di avere l'insonnia. Possono aiutarti a identificare potenziali ragioni e individuare il trattamento più adatto per il tuo caso di insonnia.

Sia gli adulti che i bambini hanno bisogno che il loro sonno notturno sia di buona qualità. D'altra parte, la privazione del sonno è fin troppo comune. Può essere difficile per i genitori dire se i problemi di sonno del loro bambino sono dovuti a cambiamenti dello sviluppo previsti o a problemi di sonno più gravi.

I disturbi del sonno, noti anche come disturbi del sonno-veglia, sono caratterizzati da problemi di qualità, programmazione e durata del sonno, secondo l'American Psychiatric Association. Un problema di sonno è fonte di costante frustrazione e rende difficile affrontare la giornata.

INSONNIA NEI BAMBINI

Molti bambini soffrono di disturbi del sonno. Nel 2014 ha ipotizzato che fino alla metà di tutti i bambini soffrirebbe di disturbi del sonno. Questa ricerca identifica le seguenti come le forme più diffuse di disturbi del sonno:

- ❖ apnea notturna con ostruzione (dall'1 al 5%)
- ❖ sonnambulismo (17%)
- ❖ agitazioni di perplessità (17,3 per cento nei ragazzi fino a 13 anni e dal 2,9 al 4,2 per cento negli adolescenti di età superiore ai 15 anni)
- ❖ Paura di dormire da solo? (dall'1 al 6,5 percento)
- ❖ incubi (dal 10 al 50 percento nei bambini di età compresa tra 3 e 5 anni)
- ❖ Comportamento disordinato del sonno nei bambini (dal 10 al 30%)

- ❖ Difficoltà di transizione tra le fasi del sonno (dal 7 al 16 percento negli adolescenti, in particolare)
- ❖ Contrazione irresistibile delle gambe (2%)

Qualsiasi membro della famiglia può sentire gli effetti del problema del sonno di un bambino. La buona notizia è che esistono strategie per aiutare i bambini a dormire meglio. Un medico o un altro medico esperto potrebbe essere in grado di aiutare tuo figlio se soffre di disturbi del sonno.

Disturbi del sonno nell'infanzia: segnali di pericolo

Il tuo bambino potrebbe avere problemi di sonno se ha molte difficoltà ad addormentarsi, anche se alcuni bambini potrebbero impiegare più tempo per rilassarsi prima di andare a letto rispetto ad altri.

Il verificarsi di uno qualsiasi dei seguenti sintomi suggerisce un possibile disturbo del sonno:

o Per quelle che sembrano ore, tuo figlio giace a letto, implorando più libri, canzoni, bevande o pause per il bagno.
o Anche di notte, il tuo bambino ottiene solo 90 minuti di sonno ininterrotto.
o Tuo figlio si è lamentato del prurito alle gambe nel cuore della notte.
o Tuo figlio ha un russare fragoroso.

I bambini non sono immuni da attacchi occasionali di irrequietezza o scarso sonno. Per diverse notti, queste azioni potrebbero indicare un problema più profondo.

I bambini che non riposano a sufficienza possono anche avere questi problemi durante il giorno:

- diventare più agitato e lunatico
- fare qualcosa di più disorientante
- scendono al di sotto del loro rendimento scolastico tipico

Conseguenze della privazione del sonno nei bambini

La mancanza di sonno può influire negativamente sulla salute dei bambini, come con chiunque altro. La privazione del sonno a lungo termine può influenzare negativamente il corpo, l'umore e la mente dei bambini.

- sonnolenza durante il giorno
- stati mentali alterati
- problema nel regolare i sentimenti
- difese non sufficientemente forti
- problemi di memoria
- scarsa capacità di risolvere i problemi
- una forma di cattiva salute

I piccoli che non sono abbastanza chiusi sono più propensi a recitare rispetto ai loro coetanei. Gli adolescenti che non dormono abbastanza possono interiorizzare le loro emozioni e pensieri spiacevoli invece di affrontarli.

Metodi di sonno giovanile

Numerosi genitori sono confusi riguardo alle esigenze di sonno dei propri figli e ai modelli tipici associati al sonno a varie età: i modelli di sonno dei bambini per favorire il loro sviluppo continuo.

In genere, i bambini dormono per 16-17 ore al giorno prima dei 3 mesi di età e per 12 mesi dopo dormono tutta la notte. Tuttavia, vi è una vasta gamma di variazioni tra le persone.

Nei primi tre mesi

Lo sviluppo e la crescita del tuo bambino dipendono dal fatto che dorma abbastanza e riposante. Ma anche mangiare e parlare con i professionisti del settore medico sono importanti. Ecco perché i bambini nuovi di zecca dormono per lunghi periodi alla volta, svegliandosi solo per mangiare, giocare o guardare il mondo che passa.

Tra tre e dodici mesi

I bambini spesso iniziano a dormire tutta la notte intorno al sesto mese, anche se potrebbero comunque preferire stare svegli durante il giorno. I modelli di sonno del bambino tendono a stabilizzarsi intorno all'anno, con uno o due sonnellini diurni e un programma di sonno notturno più regolare.

Superato il primo anno

Un singolo pisolino più lungo al giorno è più comune per i bambini piccoli rispetto a due più brevi. Molti bambini iniziano a svezzare completamente i sonnellini quando raggiungono la scuola materna.

Disturbi del sonno

Il corpo e la mente in evoluzione di un bambino potrebbero rendere difficile addormentarsi o rimanere addormentati in qualsiasi momento del loro sviluppo.

Alcuni bambini sviluppano ansia da separazione e si svegliano nel cuore della notte con la necessità di essere tenuti in braccio. Le loro menti possono precipitarsi non appena aprono gli occhi, cercando di ricordare i nomi di tutto ciò che c'è nella culla. Il semplice pensiero di alzarsi e muoversi può tenerli svegli tutta la notte.

Altre cause di interruzione del sonno includono una giornata eccitante o faticosa che lascia il bambino troppo agitato per dormire. Cibi e bevande contenenti caffeina possono impedire al tuo bambino di addormentarsi.

L'interruzione può anche derivare dall'inserimento in ambienti sconosciuti o da sostanziali cambiamenti programmatici.

Altre cause di disturbi del sonno includono:

malattia

allergie

Circostanze come:

Insufficienza respiratoria durante il sonno

Avere incubi

sonnambulismo

Contrazione irresistibile delle gambe (RLS)

Sintomi di disturbi del sonno

Quando un bambino non riesce a smettere di parlare del suo prossimo compleanno, sai che l'eccitazione sarà troppo per lui. Allo stesso modo, se tuo figlio non fa un pisolino e passa invece la giornata a giocare, potrebbe essere troppo agitato per dormire o rimanere addormentato prima di coricarsi.

Occasionalmente puoi adattarti a queste battute d'arresto perché sono temporanee.

A lungo termine, quando il tuo bambino si avvicina ai sei mesi di età, potrebbe ancora svegliarsi durante la notte e rifiutarsi di riaddormentarsi a meno che non lo abbracci o lo culli. Il tuo bambino probabilmente non ha imparato l'arte di calmarsi la sera.

Quando i bambini imparano a rilassarsi invece di cercare un aiuto esterno, sviluppano la capacità di auto-calmarsi. L'obiettivo di un genitore nell'insegnare a un bambino a calmarsi non è lo stesso che lasciare che un bambino "la gridi".

Apnea notturna

Il terribile problema dell'apnea notturna è che fa sì che il bambino smetta di respirare per 10 secondi o più mentre dorme. Probabilmente tuo figlio non si accorgerà nemmeno che c'è qualcosa che non va.

È anche possibile che il tuo bambino dorma con la bocca aperta, russi rumorosamente e mostri un'eccessiva sonnolenza diurna. Dovresti portare immediatamente tuo figlio dal dottore se vedi che sta succedendo.

L'apnea notturna è stata collegata a deterioramento cognitivo, disturbi comportamentali e potenzialmente malattie cardiovascolari. Se rilevi uno di questi segnali di avvertimento nel tuo bambino, è essenziale aiutarlo.

Sindrome delle gambe senza riposo

in precedenza si credeva che solo gli adulti soffrissero della sindrome delle gambe senza riposo, ma la Restless Legs Syndrome Foundation riferisce che i sintomi possono manifestarsi già durante l'infanzia in rari casi.

Il tuo bambino potrebbe dire di avere "le oscillazioni" o sentirsi come se avesse un insetto che gli striscia addosso, e potrebbe girarsi e girarsi tutta la notte. Sfortunatamente, il disagio causato dalla RLS impedisce il sonno ad alcuni giovani, anche se non ne sono consapevoli.

Tuttavia, molti trattamenti per la RLS non sono stati adeguatamente esaminati nei giovani. Vitamine e farmaci da prescrizione sono esempi di questi per gli adulti. Consultare il proprio medico per determinare la migliore linea d'azione.

Orrori nella notte

I terrori notturni sono molto più terrificanti di un tipico incubo e possono colpire l'intera famiglia.

I terrori notturni sono più comuni nei bambini rispetto agli adulti e provocano il risveglio inaspettato del malato, esibendo estrema paura o agitazione, come piangere, urlare e persino sonnambulismo. La maggior parte dei bambini non ricorda nemmeno cosa è successo perché non ne erano pienamente consapevoli.

I terrori notturni si verificano in genere entro i primi 90 minuti dopo che un bambino si addormenta, durante un periodo di sonno non REM. Sebbene al momento non esista una cura per i terrori notturni, mantenere un orario regolare di coricarsi e ridurre al minimo le interruzioni notturne aiuterà a ridurne l'insorgenza.

Come far dormire meglio tuo figlio

I genitori e gli operatori sanitari possono svolgere un ruolo nel migliorare la qualità del sonno di un bambino. Un nuovo materasso, ad esempio, può fare una grande differenza nel comfort notturno di tuo figlio.

Diverse cose possono essere fatte per aiutare un bambino a dormire di cui ha bisogno, come suggerito dagli esperti:

Ispira calma.

Fai un bagno rilassante o leggi un libro prima di consegnarlo per la notte. L'illuminazione nella camera da letto dovrebbe essere bassa in questo momento. Assicurati che la stanza sia fresca e buia quando è ora di andare a letto.

Sviluppa un programma.

Il tuo bambino troverà più facile addormentarsi se segui la stessa routine ogni notte. Puoi scoprire quanti libri leggono i bambini più grandi prima di andare a letto chiedendo loro. Scrivilo o disegna un'immagine dello spettacolo e mettilo nella stanza dei bambini: "Lava i denti, leggi libri, coccola, luci spente".

Enfatizzare il trascorrere del tempo l'uno con l'altro. Parla con tuo figlio per un po' prima di andare a letto, magari mentre ti coccoli. Avvia la conversazione chiedendo informazioni sulla loro giornata. I bambini possono sentirsi meno irrequieti dopo essersi impegnati in tali giochi.

Disattiva tutti i gadget.

Non consentire dispositivi elettrici nella tua camera da letto. Togli il tuo bambino dai suoi schermi almeno un'ora prima di andare a dormire e continua con la routine della buonanotte.

Creare una buona memoria associata all'andare a dormire è un approccio intelligente. Un sistema di ricompensa per alzarsi e andare a letto all'ora consigliata può essere più efficace che criticare tuo figlio per essersi svegliato a un'ora empia.

Sapere se l'irrequietezza di un bambino è dovuta o meno a un problema di sonno non è sempre facile. Se tuo figlio ha difficoltà a dormire, prova a conversare con lui il giorno seguente. Parlane con tuo figlio se ricorda di aver avuto un incubo.

Il tuo bambino potrebbe aver bisogno di cure mediche se ha un sonnambulismo o ha terrori notturni, ma non ricorda nessuno dei due eventi. Discuti di questi eventi con un medico e, se gli sforzi per migliorare il tuo sonno sono falliti, chiedi ulteriore consiglio.

Se hai delle preoccupazioni per tuo figlio, devi discuterne con un medico. Soprattutto se hai già provato di tutto e il sonno di tuo figlio non migliora, vale la pena cercare il consiglio di un medico.

Ecco alcune delle cose che il tuo medico di famiglia o lo specialista del sonno pediatrico possono fare per aiutarti:

Una mano nella formulazione di un piano per dormire meglio da mettere in pratica a casa trattare i sintomi mentre si arriva a fondo di un problema medico più grave, come l'apnea ostruttiva del sonno.

consiglia di consultare uno specialista, come un allergologo o un otorinolaringoiatra, per ulteriori cure

Il prossimo passo verso un sonno più sano per tuo figlio potrebbe essere quello di consultare un medico.

Ripetutamente, le persone mi hanno chiesto:

Perché alcuni bambini hanno difficoltà a dormire?

I problemi di sonno dei bambini possono derivare da un'ampia varietà di fattori.

I bambini possono avere problemi a dormire a causa di problemi medici come l'apnea ostruttiva del sonno. Possono anche attraversare un periodo di sconvolgimento emotivo.

Ulteriori contributori potrebbero essere le abitudini alimentari o la mancanza di un ambiente di sonno riposante. Potrebbe esserci una correlazione tra problemi di sonno e diagnosi di ADHD o ASD.

Come si aiuta un bambino che ha problemi a dormire?

Stabilire una routine notturna regolare è un modo semplice per modificare il proprio ambiente domestico per migliorare il proprio sonno. L'apnea notturna e le allergie, ad esempio, sono entrambe curabili dai medici. Uno dei primi passi nel trattamento dell'apnea notturna è ottenere una diagnosi corretta da un medico o uno specialista del sonno.

Puoi nominare tre disturbi del sonno pediatrici che sono relativamente comuni?

Esistono diversi tipi di disturbi del sonno infantile. Sonnambulismo, insonnia e incubi sono tre dei più diffusi.

La frequenza con cui si verificano tali eventi per un bambino può diminuire con l'avanzare dell'età. Una ricerca condotta nel 2014 ha rilevato che il sonnambulismo è più comune nei bambini di età compresa tra 8 e 12 anni, con il 17% dei bambini che mostra l'attività rispetto al 4% degli adulti.

Quando i bambini non dormono abbastanza, cosa succede?

L'umore, il rendimento scolastico e i cambiamenti delle funzioni del sistema immunitario possono derivare da un sonno insufficiente. A volte un bambino sembra assonnato e irritabile durante il giorno. Gli adolescenti che non dormono abbastanza possono soffocare i loro sentimenti.

Come genitore, come posso sostenere al meglio mio figlio?

Crea un rituale notturno rilassante per aiutarti a rilassarti. Aiuta tuo figlio a trovare un metodo che funzioni per lui. Ci si può aspettare una maggiore cooperazione se ai bambini viene data voce in capitolo, come il numero di libri che leggono prima di andare a letto.

Se le misure di auto-cura si rivelano inefficaci, è meglio consultare un medico. I problemi di sonno di tuo figlio potrebbero essere correlati a una condizione di salute sottostante.

I bambini, in particolare, richiedono un sonno sufficiente e di alta qualità per uno sviluppo, un apprendimento e un funzionamento quotidiano ottimali. Se riesci a identificare precocemente un disturbo del sonno nel tuo bambino e ad apportare modifiche o cercare guida, terapia o trattamento, renderai a tuo figlio un servizio straordinario che durerà per tutta la vita.

www.ingramcontent.com/pod-product-compliance
Lightning Source LLC
Chambersburg PA
CBHW071448150726
48000CB00006B/2488